I0788830

Zuckerfreie Ernährung

1,2,3... Zuckerfrei

Inhaltsverzeichnis

Einleitung

Zucker ist ungesund. Das ist mittlerweile weithin bekannt. Zucker macht dick, schlaff, antrieblos, müde, depressiv und krank. Dabei betone ich gleich vorab, dass wir vom raffinierten Zucker sprechen. Denn natürlicher Zucker, wie er in Obst, Gemüse und vollwertigen Lebensmitteln vorkommt, ist für den Körper wichtig und gesund. Den sollten wir, wenn auch in Maßen, nicht von der Speisekarte streichen. Weißer Haushaltszucker dagegen besteht im Grunde aus vielen Kalorien und enthält absolut keine wichtigen Nährstoffe.

Industrieller Zucker schlägt sich nicht nur in Hüftgold nieder; er ist regelrecht schädlich und sogar giftig für den Körper. Übermäßiger Verzehr von Zucker ist schlecht für die Zähne, kann einen erhöhten Cholesterinspiegel und Bluthochdruck bedingen und Krankheiten wie Diabetes zur Folge haben. Viele Ernährungswissenschaftler gehen sogar so weit, raffinierten Zucker mit Rauschmitteln wie Nikotin und Kokain gleichzusetzen. Der Vergleich mag auf den ersten Blick übertrieben erscheinen, tatsächlich löst Zucker im Gehirn ähnliche Prozesse aus wie diese Substanzen.

Zucker ist noch nicht offiziell als Sucht anerkannt, obwohl die meisten Mediziner dessen Suchtpotential bejahen. Weil sich Zucker überall befindet, profitiert eine große Industrie davon und diese möchte nicht, dass ihr Produkt den gleichen Stellenwert wie Alkohol, Nikotin oder Kokain bekommt. Schließlich sind Kinder eine bedeutsame Zielgruppe der Zuckerindustrie.

Du wirst dich sicher fragen, wie es überhaupt möglich sein kann, dem Zucker zu entsagen, denn Zucker findet sich fast überall. Dieser Ratgeber wird dir im Weiteren aufzeigen, wie industrieller Zucker dem Körper schadet und welche Möglichkeiten es für eine zuckerfreie Ernährung gibt. Außerdem bietet er 12 nützliche Tipps wie man seinen Körper langsam an ein Leben ohne Zucker gewöhnen kann.

Kapitel 1: Was ist Zucker?

Gehen wir zunächst einmal den grundsätzlichen Fragen nach, um zu verstehen, mit was für ein Stoff wir es zu tun haben. Im Folgenden machen wir uns mit der Chemie, Geschichte und Verortung des Zuckers vertraut.

Chemie

Zucker ist eigentlich ein umgangssprachlicher Begriff. Der chemische Name für Zucker ist Saccharose. Dies ist ein Molekül gebildet aus 12 Kohlenstoffatome, 22 Wasserstoffatome und 11 Sauerstoffatome ($C_{12}H_{22}O_{11}$). Wie alle Moleküle, die aus diesen drei Elementen bestehen, ist Saccharose ein Kohlenhydrat. Spaltet man ein Saccharosemolekül, so erzeugt man Glucose und Fruktose.

Fruktose und Glucose findet man in deren einfachen Form in Honig, Obst und Gemüse. Lactose ist auch ein Zucker, den man in Milch findet. Maltose kommt in Bier vor. Kurz, alles was in „–ose" endet, ist eine Form von Zucker.

Zucker wird aus Zuckerrohr und Zuckerrübe gewonnen. Diese werden durch bestimmte Verfahren gesäubert, gepresst oder gekocht. Das

Aussehen von Zuckers verrät alles über die Art der Verarbeitung. Je nachdem, wie und wieviel der Zucker verarbeitet wurde, lässt sich am Aussehen erkennen. Weißer, raffinierter Zucker wird weiß gefärbt, wobei brauner Zucker seine natürliche Farbe behält. Nichtsdestotrotz gibt es auch braun gefärbten Zucker, der eine hochwertige Verarbeitung vortäuschen kann.

Geschichte

Es wird angenommen, dass Zucker zum ersten Mal in Polynesien benutzt und von dort nach Indien importiert wurde. Als König Darius von Persien im Jahre 510 v.u.Z Indien invadierte, entdeckte er Zucker und nahm das Gut mit nach Hause. Die Gewinnung von Zucker aus Zuckerrohr wurde hunderte von Jahre als ein Staatsgeheimnis behalten und nur reiche Menschen konnten sich den Luxus leisten.

Erst im 7. Jahrhundert n.u.Z., während der islamischen Expansion nach Persien, kam das Geheimnis der Züchtung und Zuckerherstellung ans Licht. Die Araber übernahmen das Geschäftsmodell und ließen in vielen Gebieten ihres Reiches wie beispielsweise in Spanien das Zuckerrohr anpflanzen.

Mit den Kreuzzügen kamen auch Europäer auf den Geschmack und Zucker erschien in England zum ersten Mal im Jahre 1099. Zucker war aber nach wie vor sehr teuer und Karies war in der Regel eine Krankheit der Reichen.

Zucker ist zwar süß aber der nächste wichtige Abschnitt seiner Geschichte ist bitter. Im späten 15. Jahrhundert, nachdem Kolumbus Amerika entdeckte, wurde auch Zuckerrohr dorthin importiert und angepflanzt. Das Klima erwies sich als optimal und die Pflanze wuchs ungetrübt. Die Arbeit auf den Plantagen war jedoch sehr hart und gefährlich. Versklavte Indianer überlebten die Widrigkeiten der Arbeit und der mit den Europäern mitgebrachten Krankheiten nicht. Als Afrikaner sich als viel widerstandsfähiger zeigten, begann auch gleich der transatlantische Sklavenhandel.

Um 1750 gaben es schon 120 Zuckerraffinerien in Großbritannien. Der Preis war aber immer noch sehr hoch. Die Regierung erhöhte die Zuckersteuer zu riesigen Summen, sodass sich der Ankauf wenig lohnte. Als sich dies nicht mehr als profitabel erwies, wurde in 1874 die Steuer eingestellt und nun konnte sich jeder Zucker leisten.

Die Zuckerrübe wurde erst im Jahr 1747 als Zuckervorkommen entdeckt, was natürlich zu einem großen Interessenkonflikt mit

Großbritannien erzeugte, weil die Insel bislang das Monopol für Zucker behielt.

Zucker bedeutet also eine riesengroße Industrie für ein Produkt, dass fast gar nicht als Lebensmittel bezeichnet werden kann. Wenn wir dem historischen Hintergrunde von Zucker etwas bewusster werden, können wir auch einen klaren Blick darauf werfen. Vom Staatsgeheimnis bis hin zur Massenproduktion durch Sklaverei ist es eindeutig, dass Zucker viel mit Macht zu tun hat.

Heutzutage ist Handel und Produktion von Zucker immer noch ein heikles Thema, vor allem innerhalb der globalen Wirtschaft. Generell gilt es aber auffällig, dass Regierungen weltweit und unabhängige Gesundheitsinstitutionen wie die Weltgesundheitsorganisation (WHO) im ständigen Widerspruch stehen. Warum? Weil Regierungen keine aktive Belehrung gegenüber dem Problem durchführen und es auch nicht in ihrem Interesse liegt, müssen sie den eindringlichen Gesundheitshinweisen der WHO standhalten.

Verortung

Unsere Supermärkte sind voll von zuckerhaltigen Produkten. Das ist aber nicht immer offensichtlich, denn Zucker ist oftmals nicht auf dem Etikett als solcher gekennzeichnet. Vor allem in industriell verarbeiteten Lebensmitteln verbirgt sich oft Zucker, um diese schmackhafter und länger haltbar zu machen.

Man könnte meinen, dass Zucker mitsamt den Inhaltsstoffen auf den Produktverpackungen deklariert ist und man den Verzehr somit einfacherer umgehen kann. Weit gefehlt, denn Zucker hat viele Namen, die für uns nicht immer offensichtlich sind. Wir wissen, dass Melasse und Honig zuckerhaltige Süßungsmittel sind, doch wie steht es mit Maissirup, Lactose, Dextrose, Glucosesirup, Sucrose, Galaktose oder Maltose? Hinter all diesen Begriffen steht nichts Anderes als Zucker, und zwar der weiße raffinierte Zucker, den wir eigentlich vermeiden wollen. Einige Verpackungen erwähnen nicht einmal den Namen Zucker, wobei sich dieser in der Menge von Kohlenhydraten verbirgt.

Dabei finden sich diese Inhaltsstoffe nicht nur in süßen Produkten wie Marmelade und Schokoladencremes. Ketchup, Räucherlachs, Würstchen, Salzstangen, Joghurt, Kartoffelchips, Erdnussbutter und viele andere Produkte sind ordentlich mit Zucker versehen. Sogar vermeintlich gesunde Bio-Produkte wie Müsli und Vollkornriegel sind mit einer beachtlichen Menge gezuckert. Durchschnittlich finden sich bei diesen Produkten 22,5 Gramm Zucker pro 100 Gramm.

Wie kann es sein, dass wir so viel Zucker zu uns nehmen und es nicht einmal merken? Weil Zucker ein Meister der Verführungskunst ist. Er überdeckt bestimmte Geschmacksignale und macht viele Lebensmittel wohlschmeckender. Das macht sich die Lebensmittelindustrie zu Nutze, denn Zucker ist mittlerweile in fast allen industriell verarbeiteten Produkten zu finden. Durchschnittlich verzehren wir Deutschen ca. 37 Kilogramm Zucker pro Jahr. Das entspricht einem Tageskonsum von 100 Gramm! Ein Gramm Zucker hat vier Kalorien, d.h. der Durchschnittsdeutsche nimmt 20 Prozent seiner täglichen Kalorien durch Zucker auf – und die Tendenz ist steigend! Die WHO empfiehlt, dass nicht mehr als zehn Prozent der Kalorien, die ein Erwachsener am Tag zu sich nimmt, aus Süßem stammen sollten. Noch besser sei es, mit fünf Prozent Zucker auszukommen, das entspricht etwa 25 Gramm.

Kapitel2: Krankheiten von Zucker – oder wie wir für Zucker sogar sterben würden

Zucker macht nicht nur dick, sondern kann unsere Gesundheit ernsthaft schädigen. Übermäßiger Konsum von Zucker fördert Entzündungen in unserem Körper und ist verantwortlich für eine ganze Reihe von Krankheiten wie Diabetes, Zahnerkrankungen, Darmentzündungen, Depressionen, Hautkrankheiten, Herz-Kreislauferkrankungen, Bluthochdruck, erhöhter Cholesterinspiegel und Schlafstörungen. Außerdem kann Zucker zu Konzentrationsschwäche bis hin zu Schizophrenie führen.

Letztlich kann Zucker schlichtweg tödlich sein, denn er fördert die Entstehung von Herzerkrankungen und sogar Krebs. Noch ist nicht klar, ob ein erhöhter Zuckerkonsum Krebs überhaupt erst entstehen lassen kann. Fest steht jedoch, dass sich Tumorzellen mit Zucker wesentlich schneller vermehren können.

Diabetes Typ 2

„Ist doch nicht so ein Grund zur Besorgnis", meinst du? Vielleicht wird dich eine Auseinandersetzung mit dem Thema Diabetes überzeugen.

Die Statistiken der Typ-2-Diabetes sind bezeichnend und alarmierend zugleich. Früher wurde dieser Diabetes-Typ häufig als „Altersdiabetes" bezeichnet, da er nahezu in allen Fällen bei älteren Menschen auftrat. In den letzten Jahren ist die Zahl der dreißigjährigen Typ-2-Diabetiker um 70 Prozent gestiegen und sogar Kinder leiden mittlerweile an diesem Typ Diabetes.

Typ-2-Diabetes ist eine Erkrankung des Stoffwechsels, bei der sich Glucose im Blut ansammelt, statt vom Körper verbraucht zu werden. Wenn wir essen, werden Nährstoffe in kleine Moleküle gespalten und im Körper eingesetzt. Eiweißmoleküle gehen beispielsweise ins Muskelgewebe, Fette werden in Hormone oder Neurotransmitter verwandelt, Zucker und Kohlenhydrate werden zu Glucose modifiziert. Glucose ist sehr wichtig für unseren Körper und unser Gehirn, da er als Treibstoff dient. Um Glucose jedoch zu benutzen, muss sie im Körper verteilt und von den Zellen aufgenommen werden. Bei der Zufuhr von Glucose erzeugt die

Bauchspeicheldrüse Insulin, ein chemischer Mediator. Dieser geht zu den Zellen und sagt ihnen, dass sie ihre Rezeptoren aufmachen sollen, um Glucose eintreten zu lassen. Hier kommt das Problem bei Diabetes: die Zellen reagieren nicht auf die Anfrage des Insulins. Daher kommt auch der Begriff von Insulinresistenz. Glucose bleibt schließlich im Blutkreislauf und staut sich dort in lebensgefährlichen Mengen auf. Außerdem ist bei Typ-2-Diabetes die Bauchspeicheldrüse nicht imstande, ausreichend Insulin zu erzeugen, damit die Zellen reagieren.

Typ-2-Diabetes muss früh identifiziert werden. Unsere Blutgefäße sind nicht dazu geeignet, Glucose in solchen Mengen und für lange Zeit zu behalten. Es kommt zu Schäden der Gefäße und Organe und Gliedmaßen bekommen nicht genug Blut. Organversagen, Gangrän, Amputationen und Nervenschäden sind die Folge.

Symptome für Typ-2-Diabetes sind unter anderem häufiges Urinieren, exzessiver Durst, Schlappheit und schlechtes Sehvermögen. Diese Symptome sind aber nicht zwingend, um eine Erkrankung anzudeuten. Außerdem gehört man zur Risikogruppe, wenn man Fälle von Diabetes in der Familie hat.

Candida

Findest du Typ-2-Diabetes zu krass? Hast du keine betroffenen Familienmitglieder oder hast du sonst keine Bedenken, dass du in der Risikogruppe sein könntest? Keine Sorge, es gibt viele andere Krankheiten, die mit Zucker in direkter Verbindung stehen. Hast du zum Beispiel schon von Candida gehört?

Candida ist ein Pilz und befindet sich in kleinen Mengen in Mund und Darm. Candida ist eigentlich Teil der körpereigenen Flora, weil sie die Verdauung unterstützt und gegen Entzündungen kämpft. Es kommt jedoch vor, dass sich Candida bis hin zu ungesunden Mengen vermehrt. Als Folge kann Candida deine Darmwand schädigen und somit findet die Absorption von Nährstoffen nicht mehr statt. Außerdem erzeugt Candida giftige Nebenprodukte und lässt sie ins Blutkreislauf frei.

Wie entsteht eine Überbevölkerung von Candida? Eine Geschichte von Einnahme zu vieler Antibiotika, chronischer Stress, Verhütungspillen und auch, wer hätte es gedacht, Zucker.

Unbehandelt kann Candida zu einer Vielfalt an Krankheiten führen: Autoimmunerkrankungen wie Hashimoto-Thyreoiditis, Psoriasis, Magen-Darm-Beschwerden, Depression, Schlappheit,

Konzentrationsprobleme, Scheidenentzündung, Pickel, Ekzem und Hautentzündungen.

Und alles wegen Zucker? Ja. Zucker ist quasi das Futter für Candida. Dieser Pilz frisst die Glucose auf und multipliziert sich rasch. Candida ist auch clever: je mehr sie sich multipliziert, desto mehr Futter braucht er und du bekommst Heißhunger nach Zucker und Kohlenhydraten.

Zähne

Ähnlich wie bei der Darmflora verhält es sich auch mit unseren Zähnen. In diesem Moment hast du hunderte von Bakterienarten in deinem Mund. Egal, was du machst, diese wachsen schnell nach. Die Mundflora regeneriert sich schon innerhalb einer halben Stunde nach dem Zähneputzen. Viele Arten sind neutral, andere sogar freundlich und arbeiten an dem Gleichgewicht zwischen guten und schlechten Bakterien.

Karies tritt auf, wenn dieses Gleichgewicht gestört wird und es entsteht Zahnbelag. Bakterien müssen etwas essen, deshalb ernähren sich die bösen Bakterien von Zucker. Wenn wir also ein zuckerhaltiges Getränk trinken, geben wir den Bakterien Chancen zur Vermehrung. Gleichzeitig sind auch Kohlenhydrate eine gute Mahlzeit für die schlechten Bakterien. Wenn gut ernährt, erodieren sie den Zahnschmelz und erzeugen als Nebenprodukt den Mundgeruch. Ein schwacher Zahnschmelz führt zu Karies, Entzündungen und Zahnfleischproblemen.

Wie kostspielig, herausfordernd und schmerzhaft kranke Zähne sein können, muss ich nicht weiter ausführen. Vermeide zuckerhaltige Snacks und Getränke, trinke Wasser nach jeder Mahlzeit, besuche regelmäßig dein Zahnarzt und gebe Karies keine Chance.

Übergewicht und mentale Funktionen

Vermehrter Zuckerkonsum ist vor allem aufgrund der Wirkung, die Zucker auf den Insulinspiegel im Körper hat, problematisch. Ein Bestandteil von Zucker ist Glucose, die aber auch in anderen Lebensmitteln vorkommt, die Kohlenhydrate enthalten. Glucose ist der wichtigste Energielieferant für unseren Körper und wird als Blutzucker in alle Organe transportiert. Steigt der Blutzucker, so wird die Bauchspeicheldrüse veranlasst, Insulin auszuschütten, um die Energie in die Organe und Fettzellen zu leiten und somit den Blutzuckerspiegel zu senken. Das ist soweit unproblematisch und sogar lebensnotwendig. Nehmen wir allerdings zu viel Zucker zu uns, kann unser Körper das nicht mehr verarbeiten, denn unsere Zellen können nur ein gewisses Maß an Glucose aufnehmen. Sind die Speicher in unseren Zellen einmal voll, wird überschüssiger Zucker nicht abgebaut, sondern vom Körper in Glykogen umgewandelt und als Fett in Depots gespeichert. Übergewicht ist die Folge.

Gleichzeitig wird bei einem zu hohen Insulinspiegel die Bildung des Hormons Leptin unterdrückt. Dieses ist dazu da, um unserem Körper irgendwann zu signalisieren, das Essen einzustellen und die Energie aus Speichern wie unseren Fettdepots zu ziehen. Bei erhöhtem Zuckerkonsum wird dieses chemische Signal gehemmt und das Hungergefühl hält beständig an. Tatsächlich sind Übergewichtige oft leptinresistent.

Indizien häufen sich, dass Zucker dem menschlichen Gehirn erheblichen Schaden zufügen kann. Zucker ist auf der einen Seite Nahrung fürs Gehirn, denn das braucht Energie für eine reibungslose Funktion. Übertreibt man es allerdings mit der Dosis, dann tritt der gegenteilige Effekt auf und die geistige Leistung wird verlangsamt. Es kommt zu Konzentrationsschwierigkeiten, Gedächtnisschwäche und sogar zu Alzheimer. Ist nicht Zucker direkt dabei impliziert, so kommt man durch Umwege wie Candida oder Diabetes schließlich doch zu mentalen Schwächen.

Kapitel 3: Zuckersucht – oder wie man den Elefanten im Raum anspricht

1. Einsicht

„Ich bin Sandra, 32 und zuckersüchtig. In den letzten Monaten musste ich eingestehen, was für eine tiefe Verbindung ich zum Zucker pflege. Ich habe versucht, Zucker aus meinem Alltag zu eliminieren. Unglaublich, wie schwer es mir fiel. Ich hatte nämlich eine Diät angefangen und etwa 2 Wochen lang lief alles prima. Ich verlor schon einige Kilos, aber ich fühlte ein Zuckerverlangen von einer sehr eigenartigen Sorte. Es war nicht so, als fühlte ich Lust auf Trauben oder Äpfel. Nein, ich wollte und musste eine Tafel Schokolade aufessen, sonst gab es Wutanfälle. Dann habe ich auch eine Tafel verputzt.

Meine Diät lief immerhin gut. Ich nahm an Gewicht ab. An dem Punkt dachte ich: „Das gehört doch zum Leben mit dazu. Manchmal gönnt man sich halt etwas Süßes. Der Mensch soll doch ausgewogen leben, nicht wahr?" Aber eine Woche später hatte ich wieder ein aggressives Zuckerverlangen. Dann wieder und wieder und wieder. Alle drei Tage war ich wie von einem teuflischen Geist besessen und mein Verlangen konnte nicht nur mit einem einfachen kohlensäurehaltigen Getränk gestillt werden. Nein, es war viel drastischer. Es mussten unbedingt Gummibärchen oder Vollmilchschokolade oder dergleichen sein und zwar viel davon!

Vor Kurzem führte ich ein tiefes Gespräch mit meiner besten Freundin über meine Zuckersucht. Es war das erste Mal, dass ich mich über meine Sucht reden hörte und das hat sehr geholfen. Ich konnte plötzlich alles klar und deutlich sehen. Das Problem: mein Verlangen nach Süßem ist emotional bedingt. Als Kind aß ich mit meiner Schwester und meiner Mutter Süßigkeiten, als würden wir dafür bezahlt werden. Diese Essgewohnheit war immer mit besonderen Situationen verknüpft: wenn ich aus der Schule kam, wir ins Kino gingen oder auf dem Spielplatz tobten. Es gab immer etwas zum Naschen. Jetzt sehe ich, wie Zucker so eine riesengroße Rolle in meiner Kindheit spielte und sich wie ein roter Faden auch in meinem Erwachsenenleben durchzieht. In meinem Kopf findet nach wie vor die Verknüpfung statt: wenn ich Zucker esse, fühle ich mich gut. Immer wenn ich traurig bin, keine Energie habe, mich einsam fühle oder einen schlechten Tag hatte, kommt mein Zuckerverlangen.

Jetzt verstehe ich, warum das Aufgeben so problematisch für mich ist. Die Verneinungsphase muss ich nun beenden oder ich setze meine Gesundheit aufs Spiel. Wie kann ich dieses Glücksgefühl anders produzieren statt mit Zucker?"

Dies ist nur ein Beispiel aus unzähligen Fällen, in der die Einsicht einer vermutlichen Zuckersucht einen großen Willen braucht. Warum verknüpfen wir überhaupt Zucker mit unseren Gemütszuständen?

2. Wie funktioniert Sucht?

Zucker versteckt sich überall, kämpft sich subtil seinen Weg durch und erzeugt Abhängigkeit. Vielen Menschen ist ihr Suchtverhalten unbewusst und ohne ein Eingeständnis kann auch keine Besserung des Lebensstils stattfinden. Wie funktioniert denn überhaupt Zuckersucht?

Stelle dir Folgendes vor: Gummibärchen gefüllt mit Saft, Keksrollen mit schokoladiger Creme, Zwetschgendatschi mit Butterstreuseln uns Schlagsahne, supersaftiger Apfelkuchen mit Zimt und was wäre Weihnachten ohne Stollen, Gewürzspekulatius oder Schoko-Weihnachtsmänner? Läuft dir schon das Wasser im Mund zusammen?

Was passiert im Gehirn, sodass wir dem Zuckerverlangen nicht widerstehen können?

Wie schon besprochen, reagiert dein Körper durch chemische Prozesse, wenn Zucker vom Stoffwechsel identifiziert wird. Der für die Sucht zuständige Prozess fängt jedoch schon im Mund an. Deine Geschmacksrezeptoren nehmen die Information auf und diese geht im Bruchteil einer Sekunde zum Gehirn. Dort verteilen sich die Signale auf verschiedene Areale, wie beispielsweise auf die Hirnrinde. Bestimmte Teile der Hirnrinde sind für verschiedene Geschmacksrichtungen zuständig: süß, bitter, salzig und sauer. Von hier aktiviert das Gehirn das Belohnungssystem. Dieses System ist eine Anzahl von elektrischen und chemischen Verkettungen durch unterschiedliche Regionen des Gehirns. Es ist ein komplizierter Prozess aber er führt zur Formulierung einer unterbewussten Aussage: „Ich fühle mich wohl. Ich will mehr."

Dieses warme Gefühl von Geborgenheit, das du verspürst, wenn du in Omas Zwetschgendatschi beißt, das ist dein Belohnungssystem, der laut zustimmt: „Ja, eins Komma null!"

Das Belohnungssystem wird nicht nur durch Essen aktiviert. Soziales Miteinander oder sexuelle Aktivität sind einige Umstände, die ein Gefühl von Zufriedenheit auslösen.

Niemand sagt, du darfst kein Zucker essen und ein asketisches Leben führen. Du musst dir aber dem Kontrollverlust, Heißhunger und der Insulintoleranz bewusst sein, falls du davon betroffen bist.

Die Hauptwährung unseres Belohnungssystems ist Dopamin, ein wichtiger Neurotransmitter. Es gibt viele Dopaminrezeptoren in der Hirnrinde, aber sie sind nicht gleichmäßig verteilt. Einige Areale haben eine größere Rezeptorendichte als andere und bilden Dopamin-Brennpunkte. Drogen wie Alkohol, Nikotin oder Kokain führen zu einem Überschuss an Dopamin und machen deshalb abhängig, weil man mehr und mehr will. Klingt schlimm, oder? Gäbe es aber das Belohnungssystem als solches nicht, könntest du schließlich auch Omas Zwetschgendatschi mit der Süße kindlichem Gleichmuts nicht genießen.

Entziehen wir dem Körper den Zucker, ist der Prozess tatsächlich vergleichbar mit einem Drogenentzug. Dabei macht sich das Verlangen nach Süßem nicht unbedingt als Hunger bemerkbar, sondern mehr als ein Gefühl, eine Süßigkeit zu brauchen. Im Weiteren sind Kopfschmerzen, Energielosigkeit und Müdigkeit häufig auftretende Symptome.
Insulin aktiviert auch die Bildung eines bestimmten Stoffes, der im Gehirn Serotonin zusammensetzt. Serotonin wird auch als Glückshormon bezeichnet, da es fröhliche Gelassenheit und sogar Euphorie herbeizaubern kann. Davon wollen wir natürlich mehr. Zucker sorgt also dafür, dass wir immer mehr Zucker essen wollen.
Sagen wir, du hast Hunger und isst eine ausgewogene Mahlzeit: ein Fischfilet, Gemüse und etwas Reis. Dein Dopaminspiegel steigt. Aber wenn du das gleiche Gericht jeden Tag isst, so sinkt deine Dopaminantwort darauf. Warum?

Weil unser Gehirn sich so entwickelt hat, um für viele Sorten von Essen offen zu sein und Neues auszuprobieren. Koalabären haben dieses Problem nicht und geben sich meistens schlicht mit Eukalyptusblättern zufrieden. Doch das menschliche Gehirn ist immer offen für neues Essen, weil dort eine hohe Wahrscheinlichkeit liegt, andere Nährstoffe wie Vitamine, Aminosäuren oder Mineralien zu finden. Je ausgewogener und diverser das Essen, desto wahrscheinlicher, dass unser Nährstoffhaushalt gedeckt ist. Deshalb steigt unser Dopamingehalt und wird immer steigen, damit wir neue Gerichte auch essen wollen.

Was passiert aber, wenn du statt einer ausgewogenen Mahlzeit nur zuckerreiches Essen isst, wie zum Beispiel Pizza? Isst du jeden Tag zuckerreich, so verändert sich das Dopamin nicht und du bist immer ‚high‘. Das heißt, im Unterschied zu anderem Essen wird sich viel Zucker auch nach längerer Zeit belohnend anfühlen.

3. Zuckersucht bringt Geld

Wenn wir doch wissen, wie schädlich Zucker für uns sein kann, warum verzehren wir dennoch so viel davon? Die Antwort ist: Zucker macht süchtig. Und das macht die Frage an sich auch überflüssig und ist gleichzusetzen mit der Frage:

„Warum rauchen Menschen immer noch, wenn sie wissen, dass es ungesund ist?"
Jeder Mensch will Zucker, doch kein Mensch braucht ihn. Klingt wie eine Sucht, oder? Warum nennen wir das Problem nicht beim richtigen Namen und zwar Sucht? Erst wenn wir Zuckersucht auch als Sucht anerkennen und zu heilen versuchen, können wir sie loswerden.

Staatlich kontrollierte Gesundheitsinstitutionen bestimmter Länder nutzen das Beschuldigungs-Spielchen von Konsumenten auch als Verteidigung ihrer Argumente. Sie sagen: „Seit Jahrzehnten versuchen wir vergebens, die Menschen über den Zuckermissbrauch zu belehren, aber sie wollen sich nicht ändern. Die Wahl liegt bei den Konsumenten und da können wir auch nichts machen".

So ein Argument ist genauso verantwortungslos, wie wenn man in einem Land mit 50% Alkoholismus sagen würde: „Wir schreiben doch auf das Etikett, dass es schlecht ist, aber Menschen trinken immer noch. Wir können nichts dagegen tun. Die Konsumenten sind schuld daran."
Es wäre nicht das erste Mal in der modernen Geschichte, dass ein Produkt verkauft wird, obwohl die Wissenschaft rote Signale sendet. In den 1950er Jahren hat der amerikanische Geochemiker Clair Cameron Patterson das Alter der Erde datiert. Als Nebenprodukt seiner Recherche stellte er fest, dass Blei sich überall in der Luft befindet, weil Menschen Benzinblei für

Autos benutzen, Dabei ist Blei ein Neurotoxin und führt zu Selbstmord, Aggressivität und Halluzination. Die Erdölindustrie gab Patterson Androhungen und sabotierten seine weiteren Recherchen. Erst in den 70er Jahren hat Patterson die amerikanische Regierung dazu überzeugt, Benzinblei zu verbannen.

Heutzutage versuchen Autoritäten, die Zuckersucht schönzureden oder die Schuld auf die Konsumenten zu schieben. Deshalb ist es ratsam, nicht abzuwarten, sondern die Gesundheit in die eigenen Händen zu nehmen. So schmerzhaft es auch klingen mag, es geht um Interessenvertretung und oft sind private Unternehmen mit großem Einfluss auf Regierungen nicht an der öffentliche Gesundheit interessiert.

4. „Backe, backe Kuchen"

Für viele von uns kann die Zuckersucht auf unsere Kindheit zurückgeführt werden. „Backe, backe Kuchen", ein harmloses Kinderlied ist wahrscheinlich das erste Lied, das wir meistern und lernen es auswendig, noch bevor wir unseren ersten Satz zusammenfassen können. Hier wird nicht gemeint, dass das Lied an sich süchtig macht oder einen Einfluss auf das Belohnungssystem von Kleinkindern bewirkt. Viele Kinder kennen nicht einmal die Bedeutung von Kuchen oder Zucker, sondern ahmen nur die

Wörter und Silben nach. Vielmehr geht es darum, dass Kuchen, Kekse und Süßigkeiten in unserer Gesellschaft als ein selbstverständlicher Bestandteil einer glücklichen Kindheit gesehen werden.

Zucker in der Kindheit ist ein wichtiges Thema, dabei sind zuckerhaltige Produkte etwas relativ Neues im Speiseplan von Kindern. Mit der industriellen Revolution und der Preissenkung im 19. Jahrhundert war Zucker nun auch für die Mittelschicht verfügbar. Besonders profitabel erwies sich der geräumige und drastisch steigende Markt für Kinder. Süßigkeiten wurden schnell verbreitet und Schokoriegel, Cornflakes und Bonbons wurden ohne medizinische Hinterfragung zum Alltagskonsum der Kinder.

Kinder brauchen viel Energie und ihr Belohnungssystem ist gerade in jungen Jahren dabei, sich zu formen. Diese Kombination ist fruchtbarer Boden für eine Suchtentwicklung. Deshalb sind Kinder der Zuckersucht ausgesetzt und weisen auch kritische Nachteile auf, wenn es um Prävention geht:

- Kinder machen sich keine Gedanken über achtsame Ernährung. Zum einen sind Kinder nicht in der Lage, ein Lebensmittel als gut oder schlecht zu kategorisieren. Zum anderen ist es nicht ihre Pflicht, es zu tun, sondern die ihrer Erziehungsberechtigten.

- Kinder werden in der Lebensmittelindustrie und in Supermärkten ausgenutzt. Produkte mit dem größten Anteil an Zucker wie Säfte mit Kohlensäure, Kekse, Chips und Schokoladen sind auf Augenhöhe der Kinder in den Supermarktregalen ausgestellt. Studien beweisen, dass 90% dieser Produkte als ungesund erklärt wurden.

- Zucker ist überall, wo Freude ist. Alles was Spaß macht, involviert Zucker und Werbungen verbildlichen ihn als Garantie für Freude, Glück und Freundschaft.

Zugegeben hat man es als Elternteil oft nicht leicht. Man geht mit seinem Kind in den Supermarkt und oft kann man sich auf die Einkäufe nicht konzentrieren, weil das Kind stets über Süßigkeiten zu verhandeln versucht. Gestresst und gehetzt wird man nachgiebig und das Kind gewinnt das Machtspiel. Die Zuckerindustrie aber auch. Auch wenn es uns schwerfällt, ständig „nein" zu sagen, müssen wir trotzdem überlegen, ob uns die Gesundheit unseres Kindes auf Dauer wichtig ist.

Die Folgen von zu hohem Zuckerkonsum betreffen unsere gesamte Gesellschaft und stellen für die Zukunft unserer Kinder eine ernstzunehmende Gefahr dar. Zucker kann aggressiv machen und ist vermutlich mitverantwortlich für das ADHS-Syndrom bei Kindern. Forscher haben herausgefunden, dass Zucker die Konzentrationsfähigkeit negativ beeinflusst und obendrein nervös machen kann. Laut der WHO sollten Kinder täglich nicht mehr als 25 Gramm Zucker zu sich nehmen. Zum Vergleich: eine 0,33 Liter Dose Coca-Cola enthält ca. 35 Gramm Zucker!

5. Der Zuckersucht-Quiz

Zuckersucht lässt sich an der Oberfläche nicht anmerken, außer die Anzeichen sind alarmierend. Außerdem haben nicht alle Menschen einen Emotionsschalter und essen ihn nur gelegentlich. Dieser Quiz dient zur Selbstreflektion und verleiht deshalb keine standardisierten Ergebnisse. Gehe folgende Sätze durch und erlaube dir ehrliche Antworten:

Ich verstecke Süßigkeiten an einem geheimen Ort, damit ich sie später essen kann: nie, selten, oft?

Wenn ich vor Süßigkeiten oder einer Scheibe Weißbrot stehe, fühle ich mich willenlos und ausgesetzt: nie, selten, oft?

Wenn ich Süßigkeiten esse, fühle ich mich nachher besser: nie, selten, oft?

Sobald ich mit dem Naschen anfange, kann ich nicht mehr aufhören bevor mir schlecht wird: nie, selten, oft?

Wenn ich Zucker nicht in Reichweite habe, werde ich panisch und aufgedreht: nie, selten, oft?

Ich esse zuckerreiches Essen, obwohl ich schon satt bin: nie, selten, oft?

Nach einem Fressanfall habe ich Schuldgefühle und mein Selbstbewusstsein sinkt zu Boden: nie, selten, oft?

Quiz für Eltern:

Ich koche zu Hause für meine Familie: nie, selten, oft?

Ich kaufe Fertiggerichte für meine Familie: nie, selten, oft?

Ich gehe zum Fast-Food Restaurant mit meiner Familie: nie, selten, oft?

Ich habe einen Überblick über die Einkäufe meines Kindes von seinem Taschengeld: ja, nein?

Mir ist bewusst, dass Kinder Typ-2-Diabetes entwickeln können: ja, nein?

Kapitel 4: Was bedeutet zuckerfrei leben?

Eine komplett zuckerfreie Ernährung scheint fast unmöglich bei all den industriell produzierten Waren, die wir im Supermarkt, am Kiosk um die Ecke oder in der Fastfood Kette käuflich erwerben können. Doch auch wenn wir gänzlich auf den Verzehr solcher Waren verzichten und nur sogenannte „echte Lebensmittel" wie Obst, Gemüse, Nüsse und unverarbeitete tierische Produkte zu uns nehmen, ist eine absolut zuckerfreie Ernährung gar nicht so einfach.

Selbst die meisten echten Lebensmittel enthalten Zucker, allerdings zu einem viel geringeren Anteil, als das bei industriell verarbeiteten Produkten der Fall ist. Zum Beispiel enthält Spinat 0,4 % Zucker während eine Salatgurke zu 1,7 % aus Zucker besteht. Trotz allem ist der Zucker, der in echten Lebensmitteln vorkommt noch lange nicht so ungesund wie raffinierter Zucker. Dies bedeutet im Umkehrschluss, dass Zucker nicht immer schlecht ist. Denn wie wir bereits zuvor gesehen haben, ist Zucker auch ein wichtiger Energielieferant, der in seiner gesunden Form und unschädlichen Dosierung notwendig für unsere Körperfunktionen ist.

Dabei sollte gerade auf den Genuss von Obst und Gemüse, das Fruchtzucker (Fructose) enthält, nicht verzichtet werden. Diese enthalten zahlreiche Vitalstoffe wie Vitamine und Mineralien, die ein wichtiger Bestandteil unserer Nahrung sind. Also Obst, Gemüse, Kartoffeln haben auch genug Zucker, Honig und Ahornsirup 100%.

6. Zuckeralternativen

Lange Zeit wurde Menschen, die Gewicht verlieren möchten oder aufgrund von Krankheiten, wie Diabetes, auf Zucker verzichten müssen dazu geraten, diesen durch Süßstoffe zu ersetzen. Es gibt dabei zahlreiche sogenannte Diät-Produkte, die zum Teil mehrere Süßstoffe gleichzeitig enthalten. Diese sind um ein Vielfaches süßer als Zucker und daher wird auch eine geringere Menge zum Süßen gebraucht. Dennoch sollten die Gefahren dieser Stoffe nicht außer Acht gelassen werden. Aspartam, Cyclamat, Saccharin und Acesulfam sind dabei nur einige der gebräuchlichen Süßungsmittel. Vor allem Aspartam kann zu einer ganzen Reihe gesundheitlicher Beschwerden führen. Kopfschmerzen, Schwindelgefühle, Übelkeit, Muskelkrämpfe, Hautausschläge, Schlaflosigkeit, Sehschwierigkeiten, Herzrhythmusstörungen, Atmungsschwierigkeiten sind dabei nur einige der Symptome.

Außerdem werden Süßstoffe nicht verstoffwechselt und gelangen nicht in den Blutkreislauf. Daher wurde bislang angenommen, dass diese auch für unseren Organismus nicht schädlich sind. Weit gefehlt, denn Süßstoffe sind nicht nur schädlich, sondern sie machen sogar dick. Nehmen wir Süßstoffe zu uns, laufen in unserem Körper die gleichen Reaktionen ab wie bei Zucker: Der Blutzuckerspiegel steigt, es wird Insulin ausgeschüttet, um den Blutzuckerspiegel zu senken. Das Verlangen nach Zucker steigt und Heißhunger ist die Folge. Außerdem bedeutet ein erhöhter Insulinspiegel, dass die Fettverbrennung gehemmt wird und mehr Fett im Gewebe eingelagert wird.

Fazit ist also: Greife niemals zu chemischen Süßungsmitteln. Diese schaden dem Körper und bewirken im Endeffekt das Gegenteil zum erhofften Ergebnis.

Pflanzliche Süßungsmittel

Die synthetischen Süßstoffe aus dem Labor sind also schädlich und sollten überhaupt nicht verzehrt werden. Wie sieht es dagegen mit den so hoch gepriesenen pflanzlichen Süßstoffen aus? Mittlerweile hat auch die Lebensmittelindustrie auf den Gesundheitstrend reagiert und einige vermeintlich natürliche und gesunde Zucker-Alternativen auf den Markt gebracht.

Unter diesen ist Stevia mittlerweile wohl das bekannteste Süßungsmittel, das 300 Mal mehr Süßkraft als Zucker aufweist und dabei angeblich völlig natürlich ist. Die indigene Bevölkerung Südamerikas nutzt Stevia, auch Süßkraut oder Honigkraut genannt, seit Jahrhunderten in Getränken oder als traditionelles Heilmittel. Doch mit dem natürlichen Kraut hat das Stevia, das wir in westlichen Ländern erwerben können herzlich wenig zu tun. Vielmehr handelt es sich um ein durch Lösungsmittel und industrielle Labortechnik erstelltes Isolat jener chemischen Substanzen aus der Pflanze, die den süßen Geschmack vermitteln.

Auch der Birkenzucker Xylit wird seit einiger Zeit nicht nur wegen seiner Natürlichkeit, sondern auch aufgrund seiner positiven Wirkung auf unsere Zahngesundheit gepriesen. Xylit gehört zur Gruppe der Zuckeralkohole und kommt vor allem in der Lebensmittelindustrie als Zuckeraustauschstoff zum Einsatz. Xylit hat 40 Prozent weniger Kalorien als Zucker, lässt den Blutzuckerspiegel nicht ansteigen und vermeidet so Heißhungerattacken und man sagt ihm obendrein eine antikariogene Wirkung nach. Allerdings ist das nicht wissenschaftlich belegt, doch man weiß mittlerweile, dass Xylit wie alle Zuckeraustauschstoffe eine abführende und blähende Wirkung hat und zu Durchfall führen kann.

Auch bei Ahornsirup sollte man aufpassen, da der Begriff in Deutschland nicht geschützt ist und durchaus gepanscht oder mit Zuckerwasser verdünnt sein kann. Naturbelassener Ahornsirup hat zwar viele gesundheitliche Vorteile und weist sogar entzündungshemmende Eigenschaften auf. Dennoch besteht Ahornsirup zu 60 Prozent aus Saccharose und lässt den Blutzuckerspiegel in einem gewissen Maße ansteigen.

Sogenannte natürliche Süßungsmittel sind demnach zwar deutlich weniger ungesund als Haushaltszucker, doch auch sie sind genauso wie Zucker, kein Lebensmittel.

Kapitel 5: Der Handlungsplan für ein zuckerfreies Leben

Der Abschied vom Zucker verlangt aktives Handeln. Dein Denken und Tun sollen Engagement für deine gesundheitliche Wiederherstellung beweisen. Im folgenden Abschnitt besprechen wir, welches die 12 Schritte zum Erfolg sind und wie du die Hürden der Entgiftung überwinden kannst.

7. Motivation

Wenn du dich für eine große Veränderung im Lebensstil entscheidest, investiere etwas Zeit, einige Tage oder sogar Wochen, um dich darauf vorzubereiten. Diese Vorbereitungszeit ist wichtig, weil du dabei identifizieren kannst, woher dein Zuckerproblem entspringt, welche Situationen oder Menschen deine Initiative sabotieren könnten und schließlich realistische Erwartungen entwickeln.
Folgende Aussagen stehen deiner Motivation im Wege und diese solltest du vermeiden:

„Ich sehe nicht gut aus und werde nie abnehmen.“

„Ich bin nicht der/dieselbe ohne Zucker.“

„Ich kann das nicht durchziehen.“

„Meine Familie, Freunde, Arbeitskollegen werden mich nicht unterstützen.“

Als Motivation ist das Spiel „Verneinungs-Verbot“ empfehlenswert. Alle Wörter, die ein *nein* oder *nicht* beinhalten, dürfen nicht ausgesprochen werden. Ersetze negative Aussagen mit:

„Ich arbeite an einem gesünderen Körper.“

„Ich entdecke eine neue Seite meiner Persönlichkeit dank anderer Lebensmittel.“

„Ich lerne jeden Tag dazu.“

„Meine Familie, Freunde, Arbeitskollegen gönnen mir einen gesunden Lebensstil.“

Wenn du deine Zuckersucht beenden möchtest, so behandle sie auch wie eine Sucht. Im Freundeskreis kann es wegen dem sozialen Faktor sehr schwierig sein, Versuchungen zu entgehen. Setze dir deshalb Prioritäten und entwerfe neue Werte für dein Leben, die du auch bewahrst.

Dich Zuckerversuchungen bewusst auszusetzen hilft gar nicht! Eine Freundin schlägt dir ein Treffen am Sonntagmorgen beim Bäcker vor. „Ein Kaffee und ein Stück Kuchen" heißt es. Du überlegst: „Das wird mir beim Überwinden meiner Zuckersucht helfen." Weit gefehlt, denn Zuckersucht ist schließlich keine Phobie. Nur bei einer Phobie muss man sich in der Tat der Angst aussetzen um die Angst zu überwinden. Aber NICHT bei einer Sucht! Also vermeide lieber den Bäcker.

8. Reduktion

Für Ernährungsexperten ist das Ersetzen von Zucker ohnehin der falsche Weg. Vielmehr ist es ratsam, die Reizschwelle für Süßes zu reduzieren und dich langsam an ein Leben mit wenig oder ganz ohne Zucker zu gewöhnen. Das klingt zunächst wie ein Ding der Unmöglichkeit. Daher ist es zu Anfang ratsam, dir einen Zeitraum zu setzen und den Zuckerkonsum über mehrere Wochen hinweg zu reduzieren. Hier sind einige Tipps, wie du den Weg zu einem zuckerfreien Leben bewerkstelligen kannst:

- Trinke keine zuckerhaltigen Getränke

Streiche Softdrinks, zuckerhaltige Tees und Säfte ab sofort vom Speiseplan. Ersetze diese durch ungesüßte Tees und zuckerfreie Säfte wie Direktsäfte und selbstgepresste Säfte. Noch besser ist es natürlich, nur stilles Wasser zu trinken. Dabei hat Wasser zudem den Vorteil, dass es Appetit zügeln kann, wenn man davon ein Glas vor und nach dem Essen zu sich nimmt.

- Verzichte auf Süßigkeiten

Keine Süßigkeiten bedeutet keine Schokolade, keine Schokoriegel, Kuchen, Eiscreme, Gummibärchen, Bonbons, Kekse, etc. zu essen. Verbanne diese am besten aus deinem Haushalt und halte lieber viel Obst griffbereit, das sich viel besser als Snack zwischendurch eignet. Mache Desserts und Kuchen zur Ausnahme und hebe sie dir für besondere Anlässe auf. Wenn nach dem Abendessen bei Freunden ein Dessert aufgetischt wird, gönne dir das ruhig. Das ist in Ordnung, solange es eine Seltenheit bleibt.

- Koche selbst und vermeide Fertigprodukte

Industriell verarbeitete Produkte sind mit Zucker versetzt, sei es um deren Geschmack zu verbessern oder sie haltbar zu machen. Offensichtlich oder versteckt – Zucker ist eigentlich immer enthalten. Am besten fährst du, wenn du selbst kochst, und das mit ausschließlich echten Lebensmitteln. Zu diesen zählen hauptsächlich Pflanzen, also frisches Obst und Gemüse. Diese enthalten viele Nährstoffe und weniger Kalorien. Samen und Nüsse sind gesund. Sie sollten auf jeden Fall auf dem Speiseplan stehen, aber nur in Maßen verzehrt werden. Fleisch sollte grundsätzlich nicht im Übermaß gegessen werden und eher die Beilage bilden.

Lieber weniger aber dafür ab und zu ein hochwertiges Steak genießen, das nicht aus der Massentierhaltung stammt.

- Lese beim Einkaufen die Etiketten sorgfältig

Wenn dann doch die Zeit zum Kochen nicht reicht, lies beim Einkauf die Etiketten sorgfältig und lasse alles liegen, das Zucker enthält. Dabei musst du auf versteckten Zucker achten und es sollte kein Fruchtzucker und auch keine anderen industriell verarbeiteten Zuckerarten enthalten sein. Künstlich Süße hat viele Begriffe, Vorsicht also vor Namen wie: Raffinade, Saccharose, Dextrose, Glucosesirup, Lactose, Malzextrakt, Maltose und Maltodextrin.

- Zucker nicht mit Weizenprodukte ersetzen

Kohlenhydrate verwandeln sich durch den Stoffwechsel automatisch in Glucose. Je mehr du Zucker aus deiner Nahrung eliminierst, desto mehr kann der Appetit für Brötchen, Pizzas und Nudeln steigen. Versuche, ein Gleichgewicht an Kohlenhydraten zu behalten.

9. Resilienz

Je nachdem, wie viel Zucker du zuvor täglich verzehrt hast, ist ein Zuckerentzug eine beträchtliche Herausforderung. Sowohl körperliche als auch psychische Symptome machen einem vor allem zu Beginn der Zuckerentwöhnung zu schaffen. Es ist hilfreich, wenn du weißt, was auf dich zukommt.

- Psychische Entzugserscheinungen

Es ist sehr wahrscheinlich, dass sich das Verlangen nach Süßem stärker bemerkbar macht und eigentlich fast alle Gedanken während der ersten Tage des Entzugs ums Essen kreisen. Vor allem, wenn Süßigkeiten für dich so etwas wie ein Trostpflaster in schweren Zeiten war, wird es nicht einfach werden, wenn dieses Betäubungsmittel nun fehlt. Mache dir bewusst, dass unangenehme Gefühle und auch innere Wunden an die Oberfläche kommen können.

- Der körperliche Entzug

Vor allem Kopfschmerzen werden dich in der ersten Zeit des Entzugs plagen. Interessant ist dabei auch, dass das Verlangen nach Süßen bei akuten Kopfschmerzen am größten zu sein scheint. Außerdem wirst du dich wahrscheinlich des öfteren müde und schlapp fühlen. Es ist dabei möglich, dass diese Ermüdungserscheinungen zu einer bestimmten Tageszeit auftreten. Wenn du zum Beispiel zuvor deinen Nachmittagskaffee immer mit einem Stück Kuchen genossen hast, wirst du dich wahrscheinlich um diese Zeit schlapp fühlen, wenn die Routine wegfällt. Es ist des Weiteren möglich, dass du zu Anfang mit Schlafproblemen zu kämpfen hast. Dadurch kann es außerdem zu Verstimmungen und Gereiztheit kommen. Überdies sind Hautunreinheiten anfänglich ein häufiges Symptom.

All diese Symptome sind typisch bei einer Entgiftung und zeigen lediglich, dass der Körper dabei ist, sich vom Zucker zu befreien. Normalerweise lassen diese Beschwerden innerhalb einer Woche nach. Glaube mir, danach wirst du dich so gut wie schon lange nicht mehr fühlen!

Es gibt einige Methoden, die dem Körper dabei helfen, Giftstoffe auszuscheiden und gleichzeitig Entzugssymptome lindern.

- Trinke viel Wasser. Über den Tag verteilt solltest du mindestens 1,5 – 2 Liter zu dir nehmen. Wasser nimmt Giftstoffe auf und hilft, sie aus dem Körper auszuschwemmen.

- Ein gutes Hilfsmittel ist die Chlorella-Alge. Die Mikroalge saugt Giftstoffe wie ein Schwamm auf und leitet sie über den Darm aus dem Körper. Vor allem bei Kopfschmerzen ist die Alge ein wahres Wundermittel.

- Treibe Sport. Gerade bei Ermüdungserscheinungen ist Sport ein hervorragendes Gegenmittel. Denn die

Müdigkeit rührt selten daher, dass du dich körperlich verausgabt hast, sondern ist das Ergebnis des Zuckerentzugs, wobei der Kreislauf sich herunterfährt. Dann ist Sport genau das richtige, um den Kreislauf in Schwung zu bringen. Obendrein bringst du deinen Körper dabei zum Schwitzen, was die Entgiftung zusätzlich unterstützt. Denn die Haut ist neben dem Darm das zweitgrößte Organ, über das Gifte aus unserem Körper abtransportiert werden.

- Schlafe ausreichend. Versuche, ein bisschen früher als gewohnt ins Bett zu gehen und gönne deinem Körper so viel Schlaf wie möglich. In der Nacht entgiftet er am besten.

- Erstelle dir ein Plan B. Wenn dein Heißhunger für Zucker problematisch wird, denke an einer guten Ablenkung, die du leicht umsetzen kannst. Ein kurzer Spaziergang hilft, einen klaren Kopf zu bekommen, indem Luft in Kombination mit Bewegung dir einen positiven Schub gibt. Alternativ, höre Musik und wenn es niemanden stört, tanze den Zuckerdrang in einem dreiminütigen Powertanz aus.

10. Regeneration

Dein Körper ist aus einer Anzahl von 50 – 75 Trillionen Zellen gebildet. Jede Zelle, je nach Beschaffenheit, hat eine unterschiedliche Lebensdauer und wird sich innerhalb einer gewissen Zeitspanne regenerieren. Dein Magengewebe braucht 2-9 Tage, deine Darmwand 3-4 Tage, deine Lungen 8 Tagen, deine Haut 10-30 Tage, rote Blutkörperchen 4 Monate, deine Leber alle 6 Monate, dein Skelett 10% pro Jahr. Dein Körper erfindet sich immer wieder neu. Jeden Morgen, wenn du dich im Spiegel anschaust, betrachtest du eine neue Person.

Jede Zelle deines Körpers arbeitet in diesem Moment an die Erzeugung ihrer Kopie. Diese Kopie soll dann ihre Schöpferzelle ersetzen, die nachher sterben wird. Mit der Regeneration wird auch Information über deine Lebensweise, deine Ängste, Vorzüge, Erinnerungen an neue Zellen weitergegeben. Was bekommt eine Zellkopie während ihres Wachstums mitgeteilt? „Ich kann das nicht, ich brauche Zucker", oder gibst du jeder Zelle im Körper täglich eine neue Chance, sich zu verändern? „Ich darf einen gesunden Lebensstil genießen, ich kann mich regenerieren" sind neue Gedankenmuster, die für neue Zellen viel zielführender sind.

Kapitel 6: 7 süße, zuckerfreie Rezepte

Wie schon besprochen ist es wichtig, die Zuckernot in den Griff zu bekommen. Das klappt mit einer effektiven Überbrückung der Entzugsphase mit reinen, gesunden Lebensmitteln. Hier schlage ich dir 7 Rezepte mit echten Lebensmitteln, die reich an Nährstoffe sind und dabei auch leicht süß schmecken. Bereite diese Rezepte vor, wenn du mal ab und zu Lust auf eine süße Note auf der Zunge hast. Dies sind süße Rezepte ohne Zucker und ohne viel Kohlenhydrate. Nicht vergessen: diese Rezepte sollen salzige oder würzige Mahlzeiten nicht komplett ersetzen!

Karamellisierte Möhren

Möhren sind natürlich süß und können viele Gerichte süßermachen. Dies ist ein sehr einfaches und gesundes Rezept, welches dir in der Zuckernot helfen kann. Je länger du verrührst, desto weniger karamellisieren sich die Möhren, also sei damit sparsam. Menge: 4 Portionen.

600-800g Möhren, geschält und in mundgerechte Stücke geschnitten

1 EL naturbelassener Ahornsirup

2 EL Kokosöl

Prise Salz

Möhren und Ahornsirup in einer Schüssel vermischen, bis die Möhren ummantelt sind. Kokosöl in einer großen Pfanne auf mittlerer Stufe anschwitzen. Möhren dazugeben und etwa 20-25 Minuten sautieren, dabei gelegentlich rühren. Mit einer Prise Salz würzen.

Gerösteter Brokkoli mit Schinken und Salat

Brokkoli ist nicht gerade jedermanns Sache, aber die richtigen Zutaten werden dir die Augen öffnen. Schinken ist dazu sehr gut geeignet und mit einer süßen Noten aus passenden Gewürzen kann, dieses Gericht die Krönung deines Abendessens sein. Gerade Schinken hat die Fähigkeit, mit seinem vollen Geschmack dein Zuckerverlangen zu unterminieren. Menge: 4-6 Portionen.

500g Brokkoli (etwa 1 großes Stück)

160g Schinkenwürfel

2 EL Sonnenblumenkerne, ungesalzen

½ Zwiebel, gewürfelt

1 Zehe Knoblauch, zerdrückt

2 EL Olivenöl

1 TL Senf, mittelscharf

Salz und Pfeffer

Ofen auf 200° C vorheizen. Brokkoli in Röschen schneiden und mit Speckwürfel, Sonnenblumenkerne, Zwiebel und Knoblauch in einer Auflaufform mit Deckel legen.

Für den Dressing: Senf, Olivenöl, Salz und Pfeffer zu einer glatten Masse vermischen. Über die Brokkoli-Zubereitung geben und in den Ofen schieben. Circa 20 Minuten mit Deckel backen und gelegentlich rühren. Deckel entfernen und für weitere 15 Minuten backen.

Hasselback-Süßkartoffeln

Süßkartoffeln sind von Natur aus süß und helfen, die Entzugsphase zu überbrücken. Hasselback-Kartoffeln haben einen raffinierten Geschmack und verleihen einer gewöhnlichen Mahlzeit mehr Charakter. Menge: 4 Portionen.

1 kg kleine Süßkartoffeln

3 EL Olivenöl

Prise Muskat

Hauch Zimt (optional)

Salz

Ofen auf 200° C vorheizen. Kartoffeln gut waschen, auf ein Brett legen und vorsichtig kreuzweise einschneiden, sodass sie einem Fächer ähneln. Bei Bedarf jeweils ein Holzlöffel auf jeder Seite legen, damit man sie nicht versehentlich durchschneidet. Muskat, Zimt (optional) und Olivenöl verrühren und damit die Kartoffeln gleichmäßig beträpfeln oder mit einem Küchenpinsel auftragen. Mit Salz würzen und auf einem Blech mit Backpapier legen. Kartoffeln für 30 bis 40 Minuten backen oder bis sie an den Rändern goldbraun werden.

Rote Bete-Salat mit Honig-Vanilla-Dressing

Rote Bete ist wegen ihrem Fleckenrisiko für manche nicht ganz verlockend. Dieses Rezept lässt aber die schlimmsten Etappen der Zubereitung von Roter Bete weg und verwandelt die Zubereitung in ein Kinderspiel. Menge: 4-5 Portionen.

für die Rote Bete

1kg Rote Bete jeder Art, geputzt und geschält

Prise Thymian

Salz

für den Dressing

4 EL selbstgemachte Mayonnaise

Saft zweier Zitronen

Zitronenschale

1 Zehe Knoblauch, zerdrückt

2 EL Honig

1 TL Vanilleessenz (kein Vanillezucker!)

für den Salat

150-200g Salat nach Wahl (Spinat, Eisbergsalat, Feldsalat etc.)

1 Tasse Nüsse nach Wahl (Walnuss, Cashew etc.)

1-2 Avocados, gewürfelt

Ofen auf 200° C vorheizen. Salz in eine Auflaufform mit Deckel streuen. Rote Bete über das Salz legen und Thymian verteilen. Deckel drauflegen und für 1 Stunde im Ofen rösten. Wenn bei einer Messerprobe das Messer einwandfrei durchdringt, ist die Rote Bete gar. Den Deckel entfernen und bei Zimmertemperatur abkühlen lassen. Die Rote Bete in mundgerechte Stücke schneiden.

Anrichten: alle Dressing-Zutaten zusammen vermischen. Nüsse in kleine Stücke hacken. Salat arrangieren, dabei vorzugsweise die Salatblätter auf einem großen, flachen Teller verteilen. Nüsse und Avocado darüber streuen. Rote Beete auf den Salat legen und mit dem Dressing beträufeln.

Bananenbrot

In einem zuckerfreien Lebensstil gehören Bananen einfach dazu. Sie sind ein reichhaltiges Lebensmittel, enthalten unter anderem Kalium, Vitamin B6 und Vitamin C. Sie sind eine perfekte Zutat beim Backen gesunder Nachspeisen, weil Bananen so süß sind, dass man kein Zucker mehr dazugeben muss. Je reifer die Bananen, desto besser. Dieses Rezept nutzt Mandelmehl oder Kokosmehl, um die Kohlenhydrate aus dem Weizenmehl zu vermeiden. Menge: 5-6 Portionen.

3 reife Bananen

200 g Mandelmehl oder Kokosmehl

1 Apfel

1 TL Zimt

½ TL Natron

2 Eier

Prise Salz

Backofen auf 180° C vorheizen. Apfel schälen und fein reiben. Bananen in einer Schüssel zerdrücken und mit geriebenem Apfel vermengen. Eier in die Mischung schlagen und schaumig rühren. In einer separaten Schüssel die trockenen Zutaten (Mehl, Natron, Salz und Zimt) mischen, zum Bananen-Apfel-Ei-Brei kurz unterheben. Mischung in eine Kastenform oder Springform übertragen, in den Ofen schieben und etwa 45 Minuten backen. Dabei Stäbchenprobe in der Mitte nicht vergessen.

Hähnchenschenkel mit Kürbis und feinen Kräutern

Kürbis ist ein Muss für deinen zuckerfreien Neustart. Ähnlich wie Bananen ist Kürbis reich an wichtigen Nährstoffen und verleiht jedem Hauptgericht eine süße Note. Dein Heißhunger für Zucker wird langsam aber sicher mit gesunden und leicht süßen Gerichten verschwinden. Menge: 4 Portionen.

4 Hähnchenschenkel

1 Kürbis, mundgerecht geschnitten

5-6 Tomaten

80g getrocknete Tomaten

4 EL Olivenöl

2 EL Honig

2 TL Salbei

2 TL Rosmarin

frischer Basilikum

Salz und Pfeffer

Ofen auf 190°C vorheizen. Ein Backblech einfetten oder mit Backpapier belegen. Tomaten in jeweils 4 Stücke schneiden. Kürbisstücke, frische und getrocknete Tomaten darauf verteilen und mit Salz und Pfeffer würzen. 1 TL Rosmarin und 1 TL Salbei über das Gemüse streuen.

Olivenöl, Honig, 1 TL Rosmarin, 1 TL Salbei, Basilikum, Salz und Pfeffer zu einer Marinade verrühren. Die Marinade mit Salz, Pfeffer und gekörnter Brühe abschmecken. Die Hähnchenschenkel rundum mit der Marinade ummanteln und auf das Gemüse legen. Blech in den Ofen schieben und 60-70 Minuten rösten. Tipp: Für einen intensiveren Geschmack kann man alternativ die Hähnchenschenkel mit Marinade im Kühlschrank für rund 2 Stunden ziehen lassen.

Zuckerfreie Kokosriegel

Kokosnuss hat ein natürlich frisches Aroma mit einer subtilen süßen Note. Kokosnuss ist sehr gesund, weil es Laurinsäure enthält, ein selten auftretendes Fett mit antibakteriellen und antiviralen Eigenschaften. Menge: 12 mittelgroße oder 15 dünne Riegel.

2 Tassen Kokosraspeln, trocken und ungesüßt

4 EL Kokosöl, geschmolzen

1/3 Tasse Honig oder Ahornsirup 100%

1 EL Vanilleessenz (kein Vanillezucker!)

¼ TL Salz

Ein mittelgroßes Blech mit Backpapier vorbereiten. Alle Zutaten in eine Küchenmaschine geben und vermischen, bis die Menge homogen ist. Mischung auf das Blech schütten, gleichmäßig verteilen, mit einem Löffel sanft hinunterpressen und die Oberfläche glätten. Blech in den Kühlschrank legen und nach 3 Stunden servieren. Mit einem Messer in 15 dünne oder 12 mittelgroße Riegel schneiden.

Schlusswort

Ein Leben ohne Zucker mag wohl schwierig klingen, aber mit den richtigen Tricks und Rezepten lohnt sich die Mühe und Ausdauer sehr bald. Mache auch du den Test und gehe es langsam an. Mache dir eine klare Vorstellung darüber, wie du dein neues Leben ohne Zucker gestalten kannst. Schon nach wenigen Tagen wirst du bemerken, wie dein Körper es dir danken wird. Irgendwann lässt die Lust auf Süßes nach und du kannst dein neues Leben so richtig genießen.

Behandle Zuckerkonsum als eine Sucht – denn physiologisch gesehen ist der Begriff korrekt – und du wirst viel schneller zum Erfolg kommen. Habe keine Angst, regelmäßigen Einladungen zu Kaffee und Kuchen auszuschlagen und lade zu einer gesünderen Alternative vor. Schließlich ist deine Gesundheit im Spiel und deinen neuen, gesunden Lebensstil sollst du vor deinen Mitmenschen nicht verstecken.

Halte dabei immer dein Ziel vor Augen: du verlässt die Risikogruppe unheilbarer Krankheiten, hast mehr Kraft und nimmst ab. Es wird dir viel leichter fallen, morgens aufzustehen. Du wirst allgemein mehr Energie haben und wesentlich aktiver durch den Tag gehen. Du wirst ausgeglichener und entspannter und deine Konzentrationsfähigkeit wird deutlich verbessert.

Dein Hautbild wird sich verbessern und du wirst dich viel wohler fühlen und jünger aussehen.

Starte auch du in ein Leben ohne Zucker, deiner Gesundheit zuliebe!

Impressum

Text: Copyright © 2018 by ALI KALAI TLEMCANI

Impressum:

ALI KALAI TLEMCANI

1 Complexe El hassani Immeuble Amal 2

90000 TANGIER

Marokko

Alle Rechte vorbehalten.

Nachdruck oder Kopieren, auch auszugsweise, ist ohne Erlaubnis des Autors nicht gestattet.

Fotos: © ADragan/ www.shutterstock.com

Wichtiger Hinweis:

Die in diesem Buch enthaltenen Informationen dienen ausschließlich informativen Zwecken und dürfen unter keinen Umständen als Ersatz für eine professionelle Beratung oder Behandlung durch ausgebildete und anerkannte Ärzte angesehen werden. Diese beinhalten keinerlei Empfehlungen bezüglich bestimmter Diagnose- oder Therapieverfahren. Die Inhalte dürfen niemals als eine Aufforderung zur Selbstbehandlung oder als Grundlage für Selbstdiagnosen und -medikation verstanden werden. Die Informationen spiegeln lediglich die Meinung des Autors wieder. Der Autor übernimmt für die Art oder Richtigkeit der Inhalte keine Garantie, weder ausdrücklich noch impliziert.

Sollten Inhalte des Buches gegen geltendes Recht verstoßen, dann bittet der Autor um umgehende Benachrichtigung. Die betreffenden Inhalte werden dann umgehend entfernt oder geändert.

Haftung für Links

Das Buch enthält Links zu externen Webseiten Dritter, auf deren Inhalte wir keinen Einfluss haben. Deshalb können wir für diese fremden Inhalte keine Gewähr übernehmen. Für die Inhalte der verlinkten Seiten ist stets der jeweilige Anbieter oder Betreiber der Seiten verantwortlich. Die verlinkten Seiten wurden zum Zeitpunkt der Verlinkung auf mögliche Rechtsverstöße überprüft. Rechtswidrige Inhalte waren zum Zeitpunkt der Verlinkung nicht erkennbar. Eine permanente inhaltliche Kontrolle der verlinkten Seiten ist jedoch ohne konkrete Anhaltspunkte einer Rechtsverletzung nicht zumutbar. Bei Bekanntwerden von Rechtsverletzungen werden wir derartige Links umgehend entfernen.

www.ingramcontent.com/pod-product-compliance
Lightning Source LLC
Chambersburg PA
CBHW070828240726

48654CB00007B/509